LETTRE

SUR

L'ANTIMÉPHITIQUE.

Par M. JANIN DE COMBE BLANCHE.

Pour l'intérêt de la vérité même, il faut l'annoncer sans fanatisme, comme sans foiblesse. Qu'elle n'insulte pas même avec dédain aux erreurs qu'elle combat. Elle a déjà assez de tort d'être la vérité. Qu'à force de douceur, elle mérite qu'on lui pardonne.

M. THOMAS.

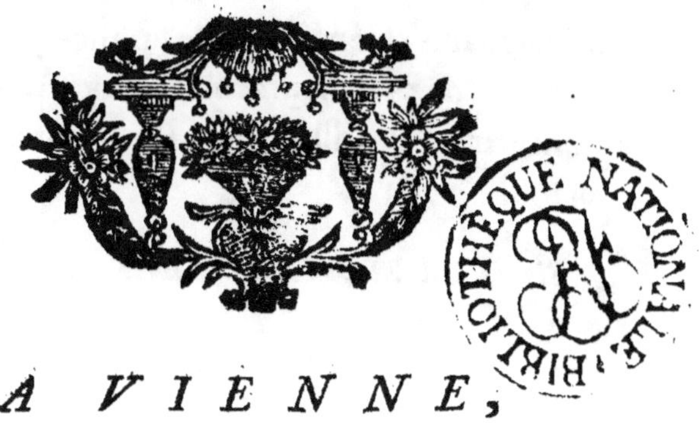

A VIENNE,

Et se trouve,

Chez LES PRINCIPAUX LIBRAIRES.

M. DCC. LXXXIII.

AVEC APPROBATION ET PERMISSION.

APPROBATION

DU CENSEUR ROYAL.

J'ai lu un manuscrit intitulé : *Lettre de M. Janin de Combe Blanche, à M. **, professeur de l'université d'Aix*, & je n'y ai rien trouvé qui doive en empêcher l'impression. A Lyon, ce premier octobre 1783.

Signé BRISSON.

PERMISSION.

Vu l'approbation du Censeur royal, permis d'imprimer, par nous Maire & Echevin, Lieutenants Généraux de police, & à la charge de se conformer aux réglements concernant la librairie. A Vienne, ce 4 octobre 1783.

Signés GINET, Maire; RONIN; RIGOLLIER.

LETTRE

D E

M. JANIN DE COMBE BLANCHE,

A M. * *,

MÉDECIN DE L'UNIVERSITÉ D'AIX.

Sic yos non yobis. VIRG.

VOUS êtes curieux de savoir, Monsieur, pourquoi
le moyen qu'a annoncé M. *de Marcorelle*, pour vuider
les latrines, est une répétition d'un des moyens que
j'ai publiés dans mon amtiméphitique ; je vais vous
satisfaire. Au mois de mai 1781 , M. *de Marcorelle*
vint me consulter à Lyon : pendant le séjour qu'il y
a fait, il me parla du malheureux événement arrivé
à Narbonne en 1779 ; je lui appris que depuis quelques
années j'avois travaillé à la recherche des moyens
capables d'en prévenir de semblables ; je le lui prouvai

par la lecture de la lettre dont m'a honoré M. *le Noir*, en date du 24 octobre 1778. La voici.

« Je vous envoie, Monsieur, deux exemplaires des
» ouvrages de MM. *Laborie*, *Cadet*, & *Parmentier*,
» sur les fosses d'aisance. Je recevrai avec plaisir un
» exemplaire de celui que vous vous proposez de faire
» imprimer, sur les moyens de rendre *l'air & les eaux*
» des grandes villes, salubres. *Signé* LE NOIR. »

Cette lecture augmenta la curiosité de M. *de Marcorelle* : il me questionna ; j'éludai : il devint plus pressant. Pour le satisfaire, je lui nommai un des moyens que j'avois découvert. Depuis son départ, nous avons été en correspondance. Dans les premiers jours de janvier 1782, je lui annonçai que je venois d'écrire au ministre relativement à mes découvertes antiméphitiques. Il me répondit le 17 du même mois.

Je ne puis qu'approuver, mon cher Monsieur, le parti que vous prenez, de communiquer à M. le comte de Vergennes votre méthode pour neutraliser les matieres fécales, & leur ôter leur mauvaise odeur. Vous auriez à vous reprocher de laisser périr dans l'obscurité d'un silence, en quelque sorte injurieux à l'humanité, une aussi belle découverte ; d'ailleurs on pourroit vous la ravir ; je sais que des savants travaillent sur le même objet ; mais ils sont bien loin de vous. M. le comte de Vergennes appréciera votre travail avec justice. Daignez m'instruire de tout ce qui se passera à ce sujet. Signé MARCORELLE.

Vous voyez, Monsieur, par cette lettre, que j'avois en lui la plus grande confiance. Dès que je fus arrivé à Paris, je lui fis part de mes succès. Peu de jours après, je lui envoyai un des premiers exemplaires, & le supplément de mon antiméphitique. Je ne tardai

pas à lui apprendre que j'avois éveillé la jalousie &
l'intérêt. Voici sa réponse.

*Je suis en possession, mon cher Monsieur, de votre
ouvrage. Je me le suis fait lire & relire plusieurs fois,
& j'en ai toujours entendu la lecture avec un nouveau
plaisir. Il m'a paru que vous portiez jusqu'à la dé-
monstration l'efficacité de votre moyen antiméphitique.
Comment peut-on en douter, après les épreuves sans
nombre qui ont été faites en présence de personnes
respectables à tous égards? Il faut que les adversaires
de ce moyen soient de mauvaise foi, car la raison &
l'honnêteté ne permettent pas de nier des faits, & de
résister à l'évidence. Mais s'ils ont résolu de persister
dans leur opiniâtreté, d'avoir des yeux pour ne pas
voir, & des nez pour ne pas sentir, il n'y a qu'à les
abandonner à leur aveuglement. Signé* MARCORELLE.

Lui ayant annoncé mon départ de Paris, & les
tracasseries qu'on m'y avoit fait éprouver. Il me répondit le 16 mai.

*Je vous félicite de tout mon cœur, mon cher Monsieur,
d'avoir pris le parti de retourner dans votre campagne
de Lyon ; c'est là le véritable asile d'un repos honnête :
vous avez acquis, plus que personne, le droit d'en
jouir. Votre antiméphitique a été éprouvé par un nombre
innombrable d'expériences. Je comprends, sans que
vous me le disiez, qu'il est beaucoup de gens dans la
capitale qui ont établi un revenu considérable sur les
vapeurs méphitiques. Leur intérêt exige donc qu'on les
laisse subsister, puisque, si on venoit à les détruire,
leur fortune s'évanouiroit. Vous ne devez donc pas
être étonné que votre importante découverte trouve des
adversaires, des critiques & des ennemis ; vous devriez
l'être, si elle n'en eût pas rencontré : laissez crier les*

envieux , & continuez à faire le bien des hommes.
Signé MARCORELLE.

Huit jours après , je reçus de lui une petite bro-
chure , fous ce titre : *avis pour neutralifer à peu de*
frais les foffes d'aifance ; par M. de Marcorelle , &c. ,
in-8°. de douze pages , imprimé en mars 1782.

En la lifant , je fus très-furpris de voir que le moyen
qu'il annonçoit n'étoit qu'une répétition de ce que je
lui avois dit & de ce que j'avois fait imprimer avant
lui. Je ne lui laiffai pas ignorer dans mes lettres
ma furprife de ce qu'il ne m'avoit pas nommé. Je
lui envoyai le journal de Paris , 12 juin 1782 , dans
lequel M. *Cadet* l'avoit critiqué amerement. Il me
répondit le 8 juillet.

Mon avis & la réponfe à la critique de cet avis ,
font de trop petits opufcules ; voilà le motif qui m'a
forcé de ne pas parler de vous : mais je me propofe
de faire imprimer inceffamment un autre ouvrage , où
je rendrai un hommage fincere à la fupériorité de vos
talents & à l'étendue de vos connoiffances ; j'y rap-
pellerai même les divers ouvrages que vous avez publiés ,
& qui ont tous pour objet l'utilité publique. Je ferois
bien flatté que vous vouliez accepter cet hommage , d'auffi
bon cœur que je vous l'offrirai. Signé MARCORELLE.

Je lui répondis que ce n'étoit pas des éloges que
je demandois , mais un acte de juftice. Il garda le
filence , continua à me parler de fes yeux. Cependant
j'efpérois que dans la réponfe qu'il méditoit de faire
imprimer contre M. *Cadet* , il répareroit fon omiffion ;
il n'en a rien fait. J'ai reçu cette réplique le 7 novembre , quoiqu'elle foit datée du mois de juillet.
Elle a pour titre : *obfervations , &c. ,* in-4°. , dix-
neuf pages. En fe défendant du plagiat qu'on lui

impute, M. *de Marcorelle* cherche à prouver qu'il est le premier qui a découvert le lait de chaux pour être versé sur les matieres infectes. La lecture de mon amtiméphitique lui a prouvé le contraire ; néanmoins il persiste à soutenir qu'il a fait cette découverte. Voici, Monsieur, ce que j'ai dit du lait de chaux.

Extrait de l'antiméphitique, imprimé le 11 février 1782.

1°. Pour enlever l'odeur méphitique des tonneaux qui ont servi à l'exportation de l'eau dans les vaisseaux, &c., faites éteindre *de la chaux* ; jetez dans chaque tonneau de trois cents pintes, *une bonne pellée de chaux encore bouillante* ; versez dessus un seau d'eau ; délayez-la avec un balai ; étendez-la sur tous les parois du tonneau ; il sera sans aucune mauvaise odeur, & l'eau ne s'y corrompra pas aussi aisément que ci-devant, pag. 49.

2°. *La chaux ainsi éteinte* est un puissant anti-septique pour anéantir l'odeur infecte des mares, fossés, pieces d'eau, & pour avoir la facilité d'enlever leurs vases sans altérer l'air environnant. Les marécages, sur-tout en été, en retireront le même avantage. La quantité ? Il suffit que l'eau soit légérement blanchie par le mélange intime de la chaux. Ce procédé s'applique avec un égal succès, pour détruire le méphitisme des égoûts., .. pag. 50.

3°. Pour anéantir l'odeur méphitique que répand l'assemblage des boues & des balayures des villes, répandez sur le tas, avec un arrosoir, *de la chaux nouvellement éteinte & délayée dans une suffisante quantité d'eau,* pag. 59.

4°. Quant à l'infection que répand dans l'air l'eau ſtagnante, mêlée de parties hétérogenes, ainſi que ſa vaſe, rien n'a produit un effet plus certain & plus prompt pour la réprimer & l'anéantir, *que la chaux nouvellement fuſée & étendue dans ce liquide élémentaire, encore chaude*, en l'agitant avec des perches, ou bien *en en arroſant ſa vaſe infecte*, pag. 66.

Extrait du ſupplément de l'antiméphitique.

5°. Quant aux puits infects, *on emploiera la chaux nouvellement éteinte & encore chaude, délayée dans une ſuffiſante quantité d'eau*, pag. 3.

6°. Nous obſerverons, ai-je dit encore, que les égoûts étant remplis de matieres hétérogenes, & ſurtout *du dépôt urineux de matiere fécale, de débris de végétaux & autres immondices*, ont beſoin de deux agents pour être neutraliſés. On procédera d'abord à l'emploi de la chaux, & le lendemain à celui du vinaigre, pag. 3 & 4.

Mais, direz-vous, pourquoi ces deux agents ? Le lait de chaux développe de l'alkali volatil chargé d'huile fétide de la maſſe putride, mais beaucoup moins que la chaux en poudre ; le phlogiſtique ou air inflammable qui fait partie de ce ſel alkalin, eſt la véritable moffette qui porte atteinte aux organes & à la vie de ceux qui le reſpirent. Il reſte à le neutraliſer ; la loi des affinités prouve que le vinaigre a cette propriété. J'entrerai à ce ſujet dans un plus grand détail dans un autre ouvrage.

Le lait de chaux & le vinaigre ont eu un tel ſuccès entre mes mains, que je n'ai pas héſité de neutraliſer la voirie de la *petite Pologne* à Paris, lorſque M. *le Noir,* lieutenant général de police, me donna à faire cette expérience le 23 février 1782. Voici l'état où étoit cette voirie. Elle formoit une montagne fort élevée de boues, d'excrémens, de matieres animales, & autres immondices qu'une grande ville, telle que Paris, peut fournir. Dans le bas de cette montagne putride, exiſtoit un long & large foſſé très-profond, deſtiné à recevoir les écoulemens de toutes ces matieres en putréfaction. Ce foſſé étoit plein de ce liquide, & contenoit au moins trente mille muids de vanne noirâtre, de l'eſpece la plus dangereuſe, & de la plus inſigne puanteur; elle l'étoit à tel point, que les émanations infectoient tout le quartier, & noirciſſoit les armes des gardes Françoiſes, logés auprès.

M. *le Noir* & M. *de Bernieres*, trois inſpecteurs de police; MM. *Maille* & *Figuet*, & les voiſins, furent témoins de l'expérience.

Deux tombereaux de chaux furent éteints & délayés dans une ſuffiſante quantité de ce liquide; ils furent verſés dans cette maſſe fétide : à meſure que le lait de chaux en développoit l'alkali volatil, ainſi que le font tous les alkalis cauſtiques, je faiſois aſperger de vinaigre; j'en employai environ cent pintes : à la fin de l'expérience, ce volcan d'infection étoit preſque inodore. Quelle foſſe d'aiſance peut être comparée à une telle voirie, & à trente mille muids d'un liquide hétérogene de cette eſpece? Actuellement je vais mettre ſous vos yeux ce qu'a dit M. *de Marcorelle* du lait de chaux.

Extrait de l'avis pour neutralifer à peu de frais les foffes d'aifance, imprimé en mars 1782, par M. *de Marcorelle.*

Si on veut ufer d'économie, on pourra neutralifer cette matiere avec le feul lait de chaux, fans addition d'aucun alkali ; l'expérience a fait voir qu'on réuffit au mieux en fuivant ce procédé, le moins coûteux de tous, pag. 11 de l'in-8°., ou, pag. 9 de l'in-4°.

Pour tout concilier, ajoute M. de Marcorelle, *on a préféré celui du lait de chaux, où l'on ajoute un alkali fixe*, ibid.

Voilà un *concilier* bien plaifant ! Puifque l'expérience a fait voir à M. *de Marcorelle* que *le lait de chaux réuffit au mieux*, l'alkali fixe eft donc de furérogation, car au mieux, c'eft le *nec plus ultra. Mieux*, dit l'académie Françoife ; fignifie *plus parfaitement* d'une maniere accomplie. M. *de Marcorelle* a fait imprimer que *le lait de chaux réuffit au mieux*, tandis que M. *Cadet* a fait imprimer dans le journal encyclopédique, 1er. juin 1782, que *rien de ce qu'a annoncé M. Janin n'a eu lieu.* Rien ! l'un dénigre tous les moyens que j'ai indiqués, & l'autre fépare ce qui lui convient, & cela pour *tout concilier.* Enfin M. *Cadet* a difputé le lait de chaux à M. *de Marcorelle*, dans le journal de Paris, 12 juin 1782 ; mais comme il n'a parlé dans fes obfervations fur les foffes en 1778, que de la chaux en poudre, moyen connu de tout temps en France & en Allemagne, M. *de Marcorelle* lui a répondu, en foutenant que le lait de chaux eft une de fes inventions. Je mets fon texte fous vos yeux.

« *Le lait de chaux*, dit-il, differe d'autant de la
» chaux vive, qu'il eſt le produit de la chaux éteinte
» dans l'eau. Ce ſont deux modifications de la chaux
» bien différentes ; la chaux vive ne ſauroit détruire
» dans les foſſes le *méphitiſme*, pag. 13. L'expérience
» a appris que la chaux en pierre ne détruit pas la
» mauvaiſe odeur, (rapp. de 1778.) Il ſuit de là
» que la chaux en poudre ne la détruit que par ſon
» expenſion ; la déſinfection n'eſt *que momentanée*,
» ne pouvant attaquer le foyer de corruption. *Elle*
» *ne peut détruire le méphitiſme*, pag. 14. Elle eſt
» dénuée du véhicule qui lui eſt néceſſaire pour mul-
» tiplier les ſurfaces, augmenter le nombre des points
» du contact de la maſſe fétide, & déploier enfin
» toute ſon énergie. C'eſt cette inſuffiſance de la
» chaux, dans ſon état pulvérant, qui m'a, dit
» M. *de Marcorelle*, déterminé à la remplacer par
» le lait de chaux. *Quand même, pour déſinfecter,*
» *je n'aurois*, dit-il, *ſubſtitué à la chaux en poudre*
» *que le lait de chaux, il paroît*, continue-t-il, *que*
» *j'aurois donné un procédé nouveau. Nouveau ! Cette*
maniere, dit-il, *d'employer la chaux dans ce cas*,
» *eſt en effet nouvelle.* » C'eſt la prétention de
M. *de Marcorelle*, qui en effet eſt très-nouvelle.

Je le répete, Monſieur, j'ai indiqué le lait de
chaux dans mon *antiméphitique*, imprimé le 11 février 1782. M. *de Marcorelle* n'a fait imprimer ſon
avis qu'à la fin du mois de mars ; que votre ſagacité
prononce ſi ce procédé lui appartient.

J'ai l'honneur d'être,

JANIN, auteur de l'Antiméphitique.

Lyon, 12 *novembre* 1782.

P.S. Le lait de chaux lui appartient si peu, que MM. *Macbride, Pringle, Clerc* (hist. de Thom. tom. II, pag. 376) & *Gardane* (catéch. sur les asph. 1780) en ont parlé dans leurs ouvrages. Le journal encyclopédique, 1er. septembre 1781, en a fait mention, pag. 325 ; mais une multitude d'événements ont prouvé que la chaux, même *le lait de chaux*, développent de la masse putride un plus grand volume d'alkali volatil & de gas inflammable, après l'avoir vérifié par un nombre d'expériences, j'ai indiqué dans mon antiméphitique, les projections du vinaigre, afin de neutraliser les gas pernicieux que l'alkali caustique a dégagé du cloaque d'infection ; c'est le vrai moyen d'enchaîner la vapeur méphitique, & lui ôter la puissance de nuire ; enfin j'ai indiqué les circonstances où le lait de chaux peut seul produire de bons effets, & celles où il augmente les vapeurs méphitiques ; ce que personne n'avoit encore distingué jusqu'ici. Par cette distinction, cette découverte m'appartient sans la moindre équivoque ; d'un autre côté, j'ai prescrit expressément le lait de chaux, tandis que les auteurs ont fait mention indistinctement de la chaux ou lait de chaux, ce qui est bien différent. Tout concourt à prouver que la découverte du lait de chaux n'appartient point à *M. de Marcorelle.*